BEI GRIN MACHT SICH IHR
WISSEN BEZAHLT

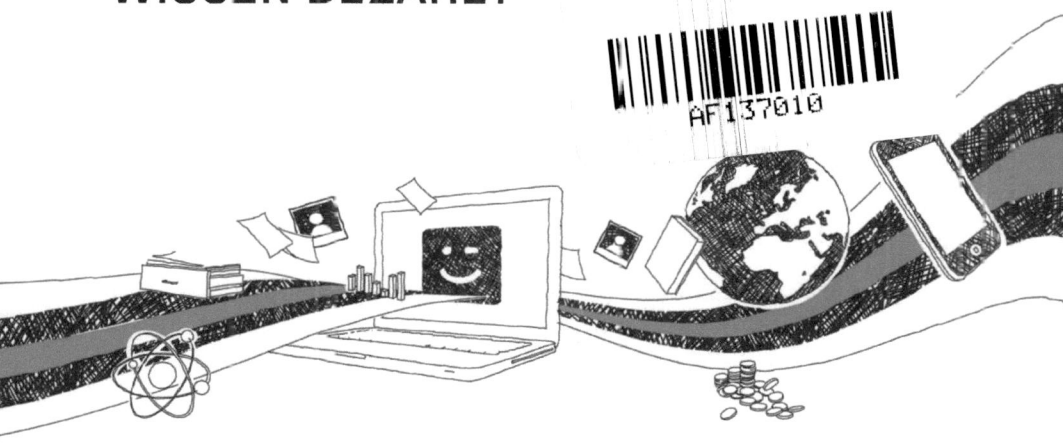

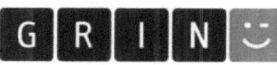

Nahrungsverweigerung mit Demenz. Wertekonflikte professionell Pflegender

Christian Honold

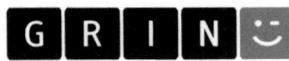

Bibliografische Information der Deutschen Nationalbibliothek:

Die Deutsche Nationalbibliothek verzeichnet diese Publikation in der Deutschen Nationalbibliografie; detaillierte bibliografische Daten sind im Internet über http://dnb.d-nb.de abrufbar.

ISBN: 9783346690869
Dieses Buch ist auch als E-Book erhältlich.

Druck und Bindung: Books on Demand GmbH, Norderstedt Germany
Gedruckt auf säurefreiem Papier aus verantwortungsvollen Quellen

Das vorliegende Werk wurde sorgfältig erarbeitet. Dennoch übernehmen Autoren und Verlag für die Richtigkeit von Angaben, Hinweisen, Links und Ratschlägen sowie eventuelle Druckfehler keine Haftung.

Das Buch bei GRIN: https://www.grin.com/document/1254458

Hochschule Esslingen

Fakultät für Soziale Arbeit, Gesundheit und Pflege

Studiengang Pflegepädagogik

Modul Allgemeine Ethik und Ethik im Gesundheitswesen

Schwäbisch Gmünd, 21.01.2022

Wertekonflikte professionell Pflegender bei der Nahrungsverweigerung von BewohnerInnen mit Demenz in der stationären Langzeitpflege

Christian Honold

Gliederung der Hausarbeit

1. Inhaltliche Einführung und Strukturierung

1.1 Relevanz der Thematik

Entscheidungsprozesse, die in die Gesundheit von Menschen eingreifen, sind immer schwer zu treffen und gerade bei Personen mit einer Demenz und der damit einhergehenden kognitiven Beeinträchtigung, treten besonders schwierige Wertekonflikte für professionell Pflegende und Angehörige auf. Aus ethischer Sicht dient dabei der Maßstab, dass in jeder Ernährungstherapie das Wohl der BewohnerInnen größer sein muss als er Schaden bewirkt. Außerdem steht in solchen Entscheidungsprozessen für professionell Pflegende immer die Frage der Lebensqualität im Mittelpunkt und sollte leitend sein beim Umgang mit solchen Konfliktsituationen (Marckmann, 2015, 153).

Welch große Relevanz diese Thematik auf Menschen mit einer Demenz in Zusammenhang mit einer Nahrungsverweigerung und einer künstlichen Ernährung als Folge haben, zeigt sich darin, dass 50.000 demenziell erkrankte Menschen in Deutschland jedes Jahr eine PEG-Sonde erhalten. Dies macht 30% aller PEG-Anlagen insgesamt aus (Haas, 2014, 29). PEG bedeutet perkutane endoskopische Gastrostomie und ist ein operativer Eingriff zur dauerhaften künstlichen Ernährung einer Person (Haas, 2014, 36). Unter Nahrung werden unterschiedliche lebenswichtige Nährstoffe für die Erhaltung oder Wiederherstellung der Gesundheit eines Menschen verstanden. Die Verweigerung einer Nahrung wird als ständiges ablehnen in diesem Zusammenhang verstanden (Borker, 2002, 66). Laut einer Studie von 2016 der Deutschen Alzheimer Gesellschaft (DAlzG) sind Ende des Jahres 2014 1.551.800 Menschen in Deutschland an einer Demenz erkrankt (S. 3). Außerdem geht die Studie von einem Zuwachs der geschätzten Krankenzahl bis 2060 von über 3,3 Millionen Menschen aus. Nach Angaben des statistischem Bundesamtes von 2015 lebten Ende 2013 764.000 Menschen in einem Pflegeheim, wovon rund ein Drittel die Diagnose Demenz hat (S. 5).

Diese Zahlen zeigen die Fülle an Menschen mit einer Demenz in Deutschland und in den Pflegeheimen, welche zukünftig immer mehr ansteigt. Gleichzeitig sind Schwierigkeiten beim Essen und Trinken bei BewohnerInnen mit Demenz verbreitet und können in jedem Stadium der Demenz auftreten (Haas, 2014, 33).

Bei der nächsten Teilüberschrift unter 1.2 wird die Zielsetzung und Fragestellung dieser Arbeit formuliert.

1.2 Zielsetzung und Fragestellung der Arbeit

Das Ziel dieser Arbeit ist es, Wertekonflikte von professionell Pflegenden darzulegen, die bei der Nahrungsverweigerung von BewohnerInnen in der stationären Langzeitpflege auftreten und diese aus ethischer Sicht mithilfe eines Fallbeispiels zu beleuchten.

Aus der Zielsetzung ergeben sich verschiedene Fragestellungen, welche die Arbeit versucht zu beantworten. Zum einen stellt sich die Frage danach, welche Werte für eine Pflegekraft bei einer solchen Situation der Nahrungsverweigerung entscheidend sind und wie sie zueinander konkurrieren. Zum anderen geht es darum, welche Möglichkeiten die betroffenen Personen und das Umfeld in einer solchen Lage haben und was man beachten muss bei möglichen Optionen und Willensäußerungen.

Es folgen beim nächsten Teilabschnitt die Literaturbasierung mit anschließendem Überblick über den inhaltlichen Aufbau dieser Arbeit.

1.3 Literaturbasierung und inhaltlicher Aufbau

Grundlage dieser Arbeit sind die Ergebnisse einer Recherche in den Datenbanken von Google Scholar, sowie über die Suchmaschine Boss mit den Suchwörtern: „Ethik", „Pflegeethik", „Demenz und Lebensqualität" sowie „Nahrungsverweigerung in der Pflege". Aus dieser Suche erhielt ich Literatur aus der Hochschulbibliothek Esslingen und Quellen zur Thematik aus dem Internet. Da das Thema von großer Bedeutung ist, war es kein Problem aktuelle Literatur zu finden und auf dieses Thema zusammenzuführen.

Zu Beginn dieser Arbeit wird das exemplarische Fallbeispiel „Zwischen Wille und Wohl" vorgestellt, wobei ein praxisnahes Beispiel den Titel dieser Arbeit mit seinen Konflikten erläutern soll. Auf dieses Fallbeispiel folgt eine Einführung in die Ethik und Pflegeethik, aus welcher sich unter 3.3 handlungsleitende Werte für professionell Pflegende bei einer Nahrungsverweigerung ableiten lassen. Unter Punkt vier wird auf die Begrifflichkeiten der Nahrungsverweigerung Lebensqualität und Demenz näher eingegangen und ein Zusammenhang dieser Begriffe hergestellt.

Um verschiedene Perspektiven aus ethischer Sicht zu beleuchten, wird im weiteren Verlauf der Arbeit ein ethisches Spannungsfeld zwischen Autonomie und Fürsorge für professionell Pflegende aufgebaut. Anschließend folgt anhand vieler Literaturempfehlungen eine kritische Betrachtung der Anwendung einer Magensonde bei fortgeschrittener Demenz. Abschließend gibt es unter dem siebten Punkt zusammenfassende Handlungsempfehlungen und ein Fazit mit Ausblick auf mögliche Schwerpunkte dieser Thematik in weiteren Arbeiten.

Um die Thematik dieser Arbeit greifbarer zu machen, folgt im nächsten Gliederungspunkt ein exemplarisches Fallbeispiel, welches in der Arbeit immer wieder aufgegriffen wird.

2. Exemplarisches Fallbeispiel „Zwischen Wille und Wohl"

Frau M. ist 86 Jahre alt und lebt seit vielen Jahren in einer stationären Langzeiteinrichtung. Vor zwei Jahren wurde bei ihr die Diagnose Alzheimer-Demenz festgestellt. Seitdem hat sie kognitiv kontinuierlich abgebaut und seit einigen Wochen muss ihr die Nahrung von den Pflegekräften verabreicht werden, da sie selbst aufgehört hat zu essen. Die Nahrungsverabreichung hat gut funktioniert und Frau M. gab deutliche verbale und nonverbale Signale, wenn sie keinen Hunger oder Durst mehr hatte. Seit zwei Tagen verweigert Frau M. jedoch jegliche Nahrung und macht dies den Pflegekräften mit den Worten „Nein" und Kopfschütteln auch deutlich. Außerdem kneift sie beim Versuch der Nahrungsgabe ihren Mund fest zusammen. Die Pflegekräfte wissen nicht, woran diese ablehnende Haltung der Bewohnerin kommen könnte und sind verunsichert. Frau M. hat eine Tochter, welche vor einem Jahr auch die Betreuung ihrer Mutter übernommen hat. Die Tochter wurde telefonisch über die Nahrungsverweigerung ihrer Mutter informiert und hat sich mit dem Hausarzt von Frau M. über weitere Vorgehensweisen in solch einer Situation unterhalten. Den Vorschlag des Arztes über eine künstliche Ernährung, wenn die Lage ihrer Mutter sich nicht bessert, findet sie sehr schlimm. Eine Patientenverfügung gibt es nicht, allerdings hat Frau M. vor ein paar Jahren öfters erwähnt, dass eine künstliche Ernährung für sie nicht in Frage kommt. Dies wurde auch beim Einzug ins Pflegeheim in der Biografie schriftlich von den Pflegekräften festgehalten.

Die Pflegekräfte sowie die Tochter von Frau M. stehen nun vor dem ethischen Konflikt eine Entscheidung zu treffen, die zwischen dem mutmaßlichen Willen der zu Pflegenden und den möglichen Konsequenzen und Wohl der Bewohnerin bei einer weiteren Nahrungsverweigerung besteht.

Unter 3. wird die Einführung in pflegeethische Grundlagen und Ansätze fortgeführt.

3. Einführung in die Pflegeethik

3.1 Grundlagen und Einführung in die allgemeine Ethik und Pflegeethik

Um den Begriff der Ethik genauer zu verstehen, bietet es sich an, die Bedeutung des Begriffes aus etymologischer Sicht synonym zum Begriff der Moral zu verwenden. Ethik stammt vom griechischen Wort „ethos" ab und hat mehrere Bedeutungen im deutschen Sprachgebrauch. Es bedeutet zum einen Sitte und Brauch, als auch Charakter und Tugend (Lay, 2012, 17). Die Ethik hat demnach die Aufgabe zu klären, was moralisch richtig oder falsch ist und wie ich handeln soll. In der Philosophie werden Ethik und Moral jedoch klar unterschieden, wobei die Ethik versucht zu begründen was richtig oder falsch ist und die Moral dieses nur angibt (Marckmann, 2015, 4). Um eine argumentativ begründete Aussage zu erlangen, nimmt Ethik aus einer gewissen Distanz eine methodisch-kritische Reflexion des menschlichen Handelns vor und versucht das moralisch Gute zu ermitteln. Dabei sind bestehende Werte und Normen sehr wichtig und werden kritisch auf ihre Gültigkeit überprüft (Hiemetzberger, 2020, 22).

Damit man diese Werte und Normen besser einordnen kann, bietet es sich an, genauer auf diese beiden Grundbegriffe der Ethik zu blicken. Mit einem Wert ist in üblichem Sinne etwas Immaterielles gemeint, weshalb diese sich in ideelle Werte einteilen lassen. Wenn man von einem ethischen Wert spricht, wird diesem Wertinhalt eine normative Bedeutung beigemessen und kommt der Aufforderung nach, etwas Bestimmtes zu tun oder eine bestimmte Haltung einzunehmen. Aus diesen Werten gewinnt der Mensch, laut Maio, eine Orientierung in Bezug auf das Tuende, zu Denkende und auf das Seinsollende (2017, 16). In Bezug auf die Wertekonflikte zur Thematik der Hausarbeit und des Fallbeispiels werden diese handlungsleitende Werte später genauer beleuchtet. Der Begriff Normen stammt vom lateinischen Wort „norma" ab und bedeutet so viel wie Maßstab oder Richtschnur. Besteht also eine Norm, so wird erwartet, dass sich das Verhalten an diese anpasst. Um einen Wert zu verwirklichen, werden durch Normen somit gewissermaßen die Mittel dazu an die Hand gegeben (Maio, 2017, 15).

Gerade in der Pflege wird man oftmals mit schwierigen moralischen Entscheidungen konfrontiert und muss eine Entscheidung treffen über unterschiedliche Alternativen des moralischen Handelns. An diesem Punkt tritt ein moralischer Konflikt oder ein moralisches Problem auf, welche beide synonym verwendet werden können (Lay, 2012, 34). In Hiemetzberger (2020, 122) tritt ein moralischer Konflikt dann auf: „[…], wenn wir mit einer Situation konfrontiert werden, in der wir unsicher sind, was das gute und moralisch richtige Handeln ist". Um diese Einschätzung treffen zu können, muss eine hohe Empathie zu bestimmten Situationen vorhanden sein. Doch diese Abwägung in richtiges oder falsches Handeln ist nicht immer möglich, da es häufig vorkommt, dass zwei als richtig anerkannte Werte sich gegenseitig widersprechen. Ist dies der Fall, so spricht man von einem moralischen Dilemma. Das Wort „Dilemma" stammt aus dem Griechischen und bedeutet Zwickmühle oder auch Zwangslage. Dilemmata können für die betreffende Person nicht optimal gelöst werden, da in jedem Fall ein Wert oder eine Norm verletzt wird und es dadurch keine eindeutig zufriedenstellende Lösung gibt (Hiemetzberger, 2020, 122).

Die Struktur der Ethik in der Pflege lässt sich in vier Teilbereiche unterteilen, wobei die Ethik in der Pflege als Oberbegriff für diese Bereichsethik verstanden werden kann. Diese Teilbereiche bestehen aus Pflegewissenschaft, Pflegepädagogik, Pflegemanagement und

Pflegepraxis. Die Pflegeethik ist der Ethik in der Pflegepraxis zugeordnet und besitzt eine enge Verbindung zur Ethik in der Medizin. Dabei ist die Pflegeethik der größte ausgearbeitete Teilbereich der Ethik in der Pflege in Deutschland wie auch international (Lay, 2012, 85-86). Pflegeethik ist somit ein Teil der Medizinethik und muss dennoch als eine eigenständige Disziplin im Gesundheitswesen angesehen werden, da die Pflege nicht identisch ist mit der Arztassistenz und ganz andere Aufgabengebiete und Phänomene verfolgt (Lay, 2012, 114). Überträgt man nun die Ethik in die Pflegepraxis, so befindet man sich in einem spezifischen Bereich wieder, der durch seine individuellen Pflegesituationen eine eigene pflegeethische Reflexion ermöglicht (Riedel und Lehmeyer, 2016, 42). Um ethische Probleme und Fragestellungen wahrzunehmen, wird von den professionell Pflegenden eine ethische Sensibilität gefordert, die sich meist in Form einer ethischen Fähigkeit der Auseinandersetzungen und dem frühzeitigen Erkennen von Situationen im Pflegealltag kennzeichnet. Dieser Kompetenz wird ein fundiertes normatives Wissen vorausgesetzt, sowie einer ethischen Verpflichtung (Riedel, 2019, 375). Des Weiteren werden von Riedel (2019, 375ff) weitere ethische Kompetenzen, wie der Perspektivenwechsel, also nicht nur seinen eigenen moralischen Standpunkt, sondern auch die Sichtweise anderer Beteiligten zu verstehen, sowie auch den eigenen kritisch und reflektiert zu beurteilen, genannt. Ein Teil der Ethik, bei der die Moral und die moralischen Handlungen untersucht werden, ist die normative Ethik. Diese normative Ansätze in der Pflegeethik werden im weiteren Teil der Arbeit näher beleuchtet.

3.2 Normative Ansätze in der Pflegeethik

Um die normativen Ansätze zu beschreiben, gilt es drei Hauptmodelle ethischen Argumentierens zu unterscheiden. Den ersten Ethikansatz bildet die deontologische Ethik, wobei der Begriff vom griechischen „deon" abstammt und zu Deutsch Pflicht bedeutet. Deshalb wird auch oft in der Literatur von Pflichtethik gesprochen. Das bedeutendste Beispiel einer deontologischen Ethik stammt von Immanuel Kant und wird von einem obersten Moralprinzip geleitet (Marckmann, 2015, 5-6). So wird eine Handlung nach diesem Ansatz von seinen moralischen Pflichten geleitet. Der Fokus liegt dabei auf den Pflichten, Regeln und Geboten, die das Handeln bestimmen soll. Beispielhaft für die Pflege ist dabei der ICN (International Council of Nurses) Ethikkodex, welcher vier Grundelemente von ethischer Verhaltensweisen bestimmt und als Leitfaden für Pflegende angesehen werden kann (DBfK, 2012, 4). In Hiemetzberger (2020, 106ff) werden Berufskodizes als „Grundlage für ethisch verantwortliches Handeln" gesehen. In diesen Kodizes werden Verhaltensnormen und allgemein anerkannte Tugenden genannt, allerdings können sie keine Handlungsanweisungen für konkrete Situationen bieten.

Im Gegensatz zur deontologischen Ethik steht die teleologische Ethik. In der teleologischen Ethik werden die Konsequenzen von durchgeführten Handlungen beschrieben. Das Wort „telos" stammt aus dem Griechischen und bedeutet Ziel. Der Fokus liegt hierbei auf den Konsequenzen, die auf das Wohlergehen der Allgemeinheit gerichtet sind (Hiemetzberger, 2020, 44). Eine der bekanntesten Formen der konsequentialistischen Ethik ist der Utilitarismus. Dieser ist zurückzuführen auf die Philosophen Jeremy Bentham, John Stuart Mill und Henry Sidgewick. Hierbei wird eine Handlung als moralisch richtig angesehen, wenn die Konsequenzen das Wohlbefinden aller Beteiligten maximiert (Marckmann, 2015, 7). Das Wort „utile" kommt aus dem lateinischen und bedeutet nützlich. Kritiker beanstanden, dass es schwer ist die Konsequenzen einer Handlung vorauszusehen. Ebenso wird bemängelt, dass das Wohlbefinden und Glück subjektiv sind und schwer messbar ist. Außerdem wird kritisiert, dass das Wohlergehen der Mehrheit über dem Wohlergehen des Einzelnen steht (Hiemetzberger, 2020, 58). Aus teleologischer Betrachtung geht es nun um ein Abwägen der Konsequenzen. Ist es für die Pflegekräfte im Fallbeispiel besser mit der Konsequenz zu leben, dass sie gegen den mutmaßlich geäußerten Willen der Bewohnerin handeln und ihr Leben durch eine künstliche Ernährung erhalten? Oder wägen sie in die andere Richtung ab, wobei der Wille der Bewohnerin berücksichtigt wird und die Konsequenz ein möglicher Tod, der zu Pflegenden bedeutet. Dieses Abwägen von Entscheidungen in Situationen wie im obigen Fallbeispiel wird im weiteren Verlauf der Arbeit näher beleuchtet und es wird versucht eine ethisch richtige Herangehensweise bei einem Verzicht auf Nahrung zu finden.

Bei dem letzten Modell ethischen Argumentierens handelt es sich um die Tugendethik. Die Ursprünge dieses Ansatzes geht auf Platon und dessen Schüler Aristoteles zurück. Im Kern beinhaltet die antike Tugendlehre die Idee, dass eine bewusste Formung eines Charakters im Hinblick auf bestimmte Herausforderungen für die Handlungsorientierung entscheidend ist. Es gilt demnach als Auszeichnung für eine Person, wenn diese die Kardinaltugenden Klugheit, Gerechtigkeit, Tapferkeit und Besonnenheit besitzt. Im aristotelischem Ansatz geht es somit um die Fähigkeit, die Realität und das möglichst Gute einer Situation einschätzen zu können, sodass man gerecht gegenüber sich und anderen handelt. Bei den neueren Konzepten der Tugendethik wird zum Beispiel von einem tugendhaften Arzt erwartet, dass dieser zum Wohl der PatientInnen handelt. Allerdings fehlen hierbei allgemeine Kriterien, die zur Beurteilung in Konfliktfällen eine moralisch richtige Handlung definieren (Marckmann, 2015, 8-9).

Allgemein lässt sich sagen, dass die Tugendethik sehr subjektiv ist und es daher keine Richtlinie gibt, wie man sich moralisch richtig verhält. Im Gegensatz zur deontologischen Ethik, die klare Regeln und Pflichten beschreibt, sowie zur teleologischen Ethik, bei der mögliche Konsequenzen gegenübergestellt werden, wird die Tugendethik von Charaktereigenschaften und der Persönlichkeit von Menschen geleitet.

Nachdem nun der allgemeine Teil der Ethik und die normativen Ansätze der Pflegeethik erfolgt sind, geht es im nächsten Abschnitt um handlungsleitende Werte professionell Pflegender in solchen Situationen, wie sie im Fallbeispiel geschildert wurden.

3.3 Handlungsleitende Werte professionell Pflegender bei der Nahrungsverweigerung von BewohnerInnen mit Demenz

Es stellt sich nun die Frage, welche grundlegenden Werte professionell Pflegende, in der Betreuung kognitiv eingeschränkter BewohnerInnen als Ziel haben. 1953 entstand ein Ethikkodex für Pflegende, welche als internationale Leitlinie zu sehen ist und 2021 überarbeitet wurde. Federführend agierte hierbei der „International Council of Nurses" (ICN). Dieser hatte zum Ziel, einen Maßstab für ethische Verhaltensweisen in der Pflege zu schaffen. Vier Aufgaben werden den Pflegenden darin zugeordnet: Gesundheit zu fördern, Krankheit zu verhüten, Gesundheit wiederherzustellen, Leiden zu lindern. Hierbei wurde festgehalten, dass ein globaler Bedarf an Pflege besteht. Alle Arten von Rechte, wie die Menschenrechte, kulturelle Rechte, das Recht auf Leben und auch das Recht eigene Entscheidungen zu treffen, sind für Pflegende zu achten. Der Kodex muss von Pflegefachpersonen als Leitfaden für gesellschaftliche Werte und Bedürfnisse basieren und angewendet werden (ICN, 2021, 5). Eine weitere Leitlinie für professionell Pflegende bietet die Charta der Rechte hilfe- und pflegebedürftiger Menschen (BMFSFJ, BMG), die 2006 veröffentlicht und das letzte Mal 2018 überarbeitet wurde. Ihr Ziel ist es, einen würde- und respektvollen Umgang mit pflegebedürftigen Menschen zu schaffen. Die Aufgaben der professionell Pflegenden bestehen darin, den Menschen zu einer Selbstbestimmtheit zu verhelfen und dessen Wünsche zu achten. Ziel der Charta ist es, die Rechte der hilfs- und pflegebedürftigen Menschen zu stärken (BMFSFJ, BMG, 2018, 6).

Menschen mit einer fortgeschrittenen Demenz sind besonders vulnerabel und bedürfen daher einen besonderen Schutz durch die Pflegekräfte. Vulnerabilität bezeichnet die Verletzlichkeit eines Menschen und ist gekennzeichnet durch unsere körperliche und psychische Verfassung und der damit einhergehenden Autonomie einer Person (Lehmeyer, 2018, 76). Dass Menschen mit einer fortgeschrittenen Demenz eine große Einschränkung der Autonomie und dadurch auch eine hohe pflegerische Abhängigkeit haben, ist ganz natürlich. Welche Werte im Besonderen für alle Pflegende gelten, spiegelt der ICN Ethik-Kodex in folgendem Satz wider. „Pflegefachpersonen zeigen professionelle ethische Werte wie Respekt, Gerechtigkeit, Empathie, Verlässlichkeit, Fürsorge, Mitgefühl,

Vertrauenswürdigkeit und Integrität" (2021, 4). Diese Werte sind auch beim beschriebenen Fallbeispiel entscheidend und sollten handlungsleitend für die Pflegekräfte bei der Entscheidungsfindung sein. Für das Handeln entscheidend ist die Frage, ob der höchste Wert die Fürsorge ist, die in diesem Fall als die Gabe von Nahrung verstanden werden kann oder die Lebensqualität einer Person als Wert darübersteht (Borker, 2002, 87).

Im nächsten Gliederungspunkt wird das Phänomen der Nahrungsverweigerung im Kontext zur Lebensqualität und Demenz näher beleuchtet.

4. Das Phänomen Nahrungsverweigerung im Kontext zur Lebensqualität und Demenz

4.1 Nahrungsverweigerung in der Pflege

Als eine Nahrungsverweigerung in der Pflege wird eine Handlung oder Maßnahme verstanden, bei der eine Person etwas hartnäckig fordert und eine andere Person diese Forderung aktiv abwehrt. Wenn diese Handlung trotzdem wider den Willen der ablehnenden Person durchgeführt wird, so beginnt die Nahrungsverweigerung. In einer solchen Situation der Verweigerung stehen beide Parteien in einer Beziehung zueinander. In diesem Falle vertritt die fordernde Person in einer Pflegesituation eine helfende Rolle und die verweigernde Person eine hilfsbedürftige Position (Borker, 2002, 319). Die helfende Person gerät dadurch oft in ein moralisches Dilemma, da sie zwischen mehreren Handlungsalternativen entscheiden muss. Denn wenn lebensnotwendige Handlungen, wie die Verweigerung der Nahrung, abgelehnt werden kann sich dies zu einer existenziellen Bedrohung entwickeln. Ob die Durchführung der Nahrungsgabe gegen den Willen einer verweigernden Person als Zwangsmaßnahme bezeichnet werden kann, ist von den Werten und Normen der Gesellschaft abhängig. Eine Nahrungsverweigerung hat immer einen ersichtlichen Grund, wenn sie bewusst erfolgt oder einen nicht ersichtlichen Grund wie im Fallbeispiel aufgrund einer kognitiven Einschränkung. Dabei lassen sich eine akute und eine chronische Form der Nahrungsverweigerung einteilen. Die akute Form tritt plötzlich auf und wird aufgrund ihres unerwarteten Auftretens schnell von Dritten wahrgenommen, wodurch Maßnahmen umgehend erfolgen. Diese Form ist im Fallbeispiel beschrieben. Eine chronische Nahrungsverweigerung entwickelt sich dagegen schleichend und infolge eines Gewöhnungsprozesses, sodass sie von Dritten weniger gut erkannt wird und Vorkehrungen nur zögerlich erfolgen. Die Gefahren der Verweigerung werden über die größere zeitliche Distanz oftmals verkannt. Nahrungsverweigerung ist ein Verhalten, welches sich verbal und/oder nonverbal äußern kann (Borker, 2002, 319-320).

Im folgenden Punkt wird der Zusammenhang der Lebensqualität zur Nahrungsverweigerung hergestellt.

4.2 Lebensqualität und Nahrungsverweigerung

Lebensqualität ist sehr komplex und umfasst die weitläufige Frage nach einem guten Leben und ist in der stationären Langzeitpflege stark von der Institution und den Pflegekräften abhängig. Ein pflegerischer Bezugspunkt ethischer Entscheidungen bei älteren BewohnerInnen wird anhand der Lebensqualität geleitet. Jedoch wird dadurch nicht die Komplexität von Entscheidungen vereinfacht, sondern es sorgt für ein Abwägen unterschiedlicher Handlungsoptionen bezogen auf verschiedene Dimensionen von Lebensqualität (Riedel und Linde, 2018, 66). Für Personen mit einer fortgeschrittenen Demenz hängt die Lebensqualität zu einem wesentlichen Teil von dem Respekt der Autonomie und der individuellen Würde ab (Coors und Kumlehn, 2013, 125). Wenn man also nach dieser These geht, so ist die Lebensqualität bei Menschen mit einer fortgeschrittenen Demenz nur noch sehr gering, da die Autonomie nicht mehr vorhanden ist. Umso mehr tritt demnach der geäußerte Wille vor der Erkrankung in Kraft, wobei dort bei einer höheren Autonomie der Entscheidungsgewalt eine Ablehnung gegenüber einer künstlichen Ernährung getroffen wurde und die Lebensqualität im Vordergrund steht. Doch um Lebensqualität zu beurteilen, greift die Sicht auf eine Autonomie zu kurz, da Menschen auch bei von außen betrachtet belastende Lebensumstände, wie einer fortgeschrittenen Demenz, eine subjektiv zufriedenstellende Lebensqualität empfinden. Dies wird auch als Zufriedenheitsparadox bezeichnet, da sich bei gleichbleibender Zufriedenheit die Lebensbedingungen verschlechtern. Daher wird die Eigenperspektive für ein Verständnis auf die Lebensqualität bevorzugt, wobei mehrere Dimensionen eine unterschiedlich stark beeinflussende Rolle diesbezüglich spielen (Riedel und Linde, 2018, 67).

Wird die Nahrung verweigert, so besteht eine weitere Einschränkung der Lebensqualität, da die Nahrungsaufnahme als sozialer Kontakt und aufgrund seines Geschmacks für wichtige Indikatoren einer höheren Lebensqualität stehen. Außerdem ist die Wahrscheinlichkeit einer Fixierung bei Menschen mit einer Demenz bei einer künstlichen Ernährung höher, was ebenfalls zu einer großen Beeinträchtigung der Lebensqualität beiträgt (Haas, 2014, 36).

Unter 4.3 folgt eine Verbindung einer Person mit fortgeschrittener Demenz zur Entscheidung die Nahrung zu verweigern.

4.3 Demenz und Nahrungsverweigerung

Bei den meisten demenziellen Erkrankungen wird der frühe Verlust von kognitiven Fähigkeiten begleitet von einer Abnahme der Selbstständigkeit bei Aktivitäten des täglichen Lebens. Dahingehend tritt eine Verkürzung der Lebenserwartung ein, je älter die Betroffenen bei Auftreten der Erkrankung sind. Dabei gibt die Deutsche Alzheimer Studie eine mittlere Krankheitsdauer von drei bis sechs Jahren an (Haas, 2014, 31-32). Auftretende Schwierigkeiten bei der Nahrungsaufnahme sind bei BewohnerInnen mit Demenz verbreitet und treten wie im Fallbeispiel häufig als akute Nahrungsverweigerung auf. Im frühen Stadium einer Demenz kann es häufig schon zu reversiblen Essstörungen kommen, die beispielsweise durch einen Appetitverlust oder einer Ablehnung gegenüber Nahrung infolge einer depressiven Phase gekennzeichnet ist. Mögliche Ursachen in einem fortgeschrittenen Stadium der Erkrankung sind Probleme Essen als solches zu erkennen, ein Appetitverlust durch Veränderungen des limbischen Systems sowie Beeinträchtigungen des Schluckvorganges. Dabei gilt zu unterscheiden, wann es sich um einen Appetitverlust oder eine Nahrungsverweigerung handelt. Inwieweit eine Willensäußerung bei Menschen mit einer fortgeschrittenen Demenz geäußert und anerkannt werden kann, wird in verschiedenen Wissenschaften unterschiedlich beurteilt. Neurowissenschaftler gehen davon aus, dass Menschen mit einer fortgeschrittenen Demenz ihren Willen nicht mehr äußern können, wohingegen Psychologen durchaus Möglichkeiten der Willensäußerungen bei Menschen mit einer Demenz feststellen können. Letztlich kann zur Einschätzung einer Willensbekundung eines Menschen mit fortgeschrittener Demenz keine einheitliche Aussage getroffen werden und die Beteiligten in einem solchen Prozess der Entscheidungsfindung stehen vor einer schwierigen Aufgabe. Nämlich die Autonomie des zu Pflegenden wahren und gleichzeitig fürsorglich in seinem Sinne zu entscheiden (Haas, 2014, 34-35).

Um diese handlungsleitende Werte der Autonomie und Fürsorge im Kontext der Thematik dieser Hausarbeit aufzuzeigen, wird das ethische Spannungsfeld für professionell Pflegende im weiteren Verlauf aufgebaut.

5. Ethisches Spannungsfeld der Thematik für professionell Pflegende zwischen Autonomie und Fürsorge

Um ein ethisches Spannungsfeld zur Thematik anhand des Fallbeispiels aufzubauen, wird nun anhand zweier medizinethischer Prinzipien mithilfe der unter 3.2 beschriebenen Modelle der deontologischen und teleologischen Argumentation eine Gegenüberstellung aus verschiedenen Blickwinkeln hergestellt.

Das Prinzip Respekt der Autonomie:

Autonomie bedeutet Unabhängigkeit oder auch Selbstständigkeit und definiert sich im ethischen Kontext als „Selbstgesetzgebung der Vernunft" (Haas-Schranzhofer, 2016, 22). Die Autonomie der zu Pflegenden zu respektieren, erfordert die Berücksichtigung der Wünsche, Ziele und Wertvorstellungen des/der BewohnerIn (Hiemetzberger, 2020, 66). Dass diese Selbstständigkeit, sowie die Beachtung der Wünsche, Ziele und eine Vernunft bei kognitiv eingeschränkten Personen eine schwer zu deutende Äußerung ist, macht es für die beteiligten Menschen im Umfeld sehr schwierig. Dennoch haben Menschen mit Demenz bereits eigene Werte in ihrem Leben entwickelt, nach denen sie Leben und die auch respektiert werden müssen. Gerade deshalb sollte die Autonomie gerade in der Biografie der betroffenen Person und ihre Stärken und Fähigkeiten ein besonderes Gewicht erhalten. Der Respekt der Autonomie wird gerade in Entscheidungsprozessen durch die Geschichte und Werte der Person bestimmt, wodurch nur dann eine angemessene Entscheidung getroffen werden kann (Schweda und Jongsma, 2018, 199).

Aus deontologischer Sicht ist dieses Fallbeispiel schwierig zu bewerten, da die Pflichten sich in diesem Fall widersprechen. Zum einen hat die Pflegekraft eine moralische Verpflichtung gegenüber des Willens der Bewohnerin, welche eindeutig die Nahrung ablehnt und vor ihrer Erkrankung den Willen geäußert hat, nicht zwangsweise ernährt zu werden. Zum anderen besteht die moralische Pflicht in der Pflege, für das Wohlergehen der BewohnerInnen zu sorgen. Dies erreicht die Pflegekraft weder durch Zwangsmaßnahmen noch durch ein langsames verhungern lassen. Eine ethische Argumentation ist daher aus Sicht der Deontologie an die Autonomie der Bewohnerin gebunden, wodurch der Wille respektiert wird und es keine Maßnahme wie das Legen einer PEG Sonde bedarf.

Die teleologische Sicht auf das Fallbeispiel bezogen gibt einen ethischen Argumentationsansatz zugunsten des Willens der Bewohnerin, da auch die Tochter die Vorstellung von einer künstlichen Ernährung nicht gut findet. Auch die Pflegekräfte haben durch ihren Vermerk in der Biografie den mutmaßlichen Willen der Bewohnerin festgehalten, in welchem eine klare Ablehnung gegenüber Zwangsmaßnahmen geäußert wurde. Die Summe des individuellen Wohlergehens (Aggregationsprinzip) spricht daher gegen eine Zwangsernährung und für die Respektierung des Willens der Bewohnerin (Marckmann, 2015, 7).

Das Prinzip der Fürsorge:

Die Fürsorge steht in unmittelbaren Zusammenhang zur Autonomie und ist als hierarchisch gleichgestelltes Prinzip anzusehen und muss bei einer ethischen Bewertung von Handlungen auch in gleicher Weise berücksichtigt werden. Unter der Fürsorge wird daher eine Verpflichtung der Pflegekräfte gegenüber den zu Pflegenden gesehen, wobei das größtmögliche Wohl dieser im Mittelpunkt stehen muss. Dies darf jedoch nicht zu einer bevormundenden Verhaltensweise führen, bei der Pflegehandlungen aufgezwungen werden, sondern die subjektiven Bedürfnisse werden bewusst wahrgenommen und in die Entscheidungsprozesse miteinbezogen (Hiemetzberger, 2020, 68-69).

Wenn man nun versucht das Prinzip der Fürsorge bezogen auf das Fallbeispiel aus deontologischer Sicht zu betrachten, so wird anhand des ICN-Kodex für Pflegende deutlich, dass es die Aufgabe der Pflegenden ist, die Wiederherstellung und Förderung der Gesundheit der zu Pflegenden BewohnerInnen voranzutreiben (2021, 4). Mögliche Konsequenzen werden dabei aus Sicht der Deontologie nicht bedacht und die Fürsorge bezieht sich nur auf den körperlich besseren Zustand, den es zu erreichen gilt. Der Wille der Bewohnerin wird dabei nicht ermittelt und daher ist es schwierig für die Pflegekräfte, dieser Pflicht der Gesundheitsförderung nachzukommen. Unter Fürsorge kann unter diesem Aspekt also eine Verlängerung des Lebens gegen den mutmaßlichen Willen der Person angesehen werden und daher wird eine künstliche Ernährung angestrebt, welche als eine Gesundheitsförderung angesehen werden kann, unabhängig der zu erwartenden Einschränkung der Lebensqualität.

Aus teleologischer Betrachtung geht es nun wieder um die Konsequenzen, die bestimmte Handlungen mit sich bringen. Die Fürsorge aus Sicht der teleologischen Argumentation sollte daher von dem Faktor des Nutzens für den/die BewohnerIn geleitet werden, da eine Fürsorge immer den größten Nutzen für die zu Pflegenden anstrebt. Im Fallbeispiel wird daher der mutmaßliche Wille ebenso entscheidend sein für die Maßnahmen, wie der Nutzen einer PEG für eine Bewohnerin mit Demenz im Hinblick auf die Lebensqualität. Dabei zeigt der gegenwärtige Forschungsstand auf, dass Menschen mit einer fortgeschrittenen Demenz nicht von einer künstlichen Ernährung über eine PEG Sonde profitieren, da der Nachweis des Nutzens mit Blick auf Komplikationen, Lebenserwartung und Qualität nicht nachgewiesen ist (Haas, 2014, 39). Die Konsequenzen sind daher bei einer zwangsweisen Ernährung als schlechter einzustufen und aus argumentativer Sicht sollten die Pflegekräfte und Angehörige darauf verzichten, um der Fürsorgepflicht nachzukommen.

Zusammenfassend lässt sich das Spannungsfeld aus ethischer Sicht nicht ganz auflösen, auch wenn grundsätzlich eine Tendenz zum Verzicht auf Maßnahmen zur Verlängerung des Lebens in diesem Fall besteht. Trotzdem ist eine solche Entscheidung gegen eine künstliche Ernährung mit allen Konsequenzen immer mit einer Spannung zwischen den beteiligten Personen verbunden und muss im Einzelfall immer abgewogen werden.

Im nächsten Abschnitt folgt eine kritische Betrachtung der künstlichen Ernährung bei Menschen mit einer fortgeschrittenen Demenz.

6. Kritische Betrachtung einer PEG Sonde bei Menschen mit einer fortgeschrittenen Demenz

Eine Ernährung über eine PEG Sonde ist bei Menschen mit einer fortgeschrittenen Demenz die häufigste Form der künstlichen Ernährung und wird als mögliche Konsequenz des Nicht-Essens angewendet (Haas, 2014, 30). Die künstliche Ernährung dient hierbei als eine Zufuhr von Nährstoffen und Flüssigkeit und kann als medizinische Behandlungsmaßnahme bei vorübergehender oder dauerhafter unzureichender Zufuhr eingesetzt werden. Das Ziel einer künstlichen Ernährung ist der Erhalt oder die Verbesserung des Ernährungszustandes, wodurch die Lebensqualität positiv beeinflusst werden kann. Wenn die künstliche Ernährung über einen längerfristigen Zeitraum stattfinden soll, so kommt in der Regel eine Sondenernährung über eine PEG in Frage. Doch die Anlage einer PEG-Sonde ist mit einem chirurgischen Eingriff verbunden, wobei es bei 3-5% der betroffenen Menschen zu größeren Komplikationen, wie zum Beispiel einer Aspirationspneumonie kommen kann (Haas, 2014, 35-36). Im fortgeschrittenen Stadium einer Alzheimerdemenz verlieren die Betroffenen die Schluckfähigkeit und die Therapieziele wie eine Lebensverlängerung und die Verbesserung der Lebensqualität kann durch eine Magensonde nicht erreicht werden. Anhand der aktuellen Studienlage wird der dadurch entstandene Schaden für die Betroffenen als höher eingeschätzt (Marckmann, 2015, 153). Außerdem führt eine solche PEG-Anlage bei Menschen mit einer fortgeschrittenen Demenz häufig zu einer Fixierung ans Bett, damit verhindert wird, dass diese sich die Sonde herausziehen. Es wurde auch beobachtet, dass die sozialen Kontakte der Pflegenden sich reduzieren, da die meist zeitintensive Gabe der Mahlzeiten durch die PEG Sonde wegfällt und dadurch auch das Geschmackserlebnis verloren geht (Haas, 2014, 36).

In den letzten Jahren hat das Thema der Patientenautonomie eine immer größer werdende Rolle bei Entscheidungsprozessen zu medizinischen Eingriffen genommen. Rosa Mazzola beschreibt den medizinischen Eingriff einer enteralen Ernährungstherapie als: „einen fortdauernden invasiven Eingriff in die Körperintegrität des Patienten. Keineswegs handelt es sich hierbei um eine Basisversorgung" (2010, 124).

Grundsätzlich lässt sich zu der Thematik einer PEG Sonde, als medizinische Therapie, aus ethischer Sicht ein Nutzen und Schaden Prinzip aus der Prinzipienethik ableiten, wonach der Nutzen einer Sonde über dem Schaden liegen muss. Dies ist im Falle eines Menschen mit einer fortgeschrittenen Demenz nicht gegeben (Marckmann, 2015, 153).

Abschließend folgen nun Handlungsempfehlungen bei solchen Entscheidungssituationen für die Beteiligten, sowie ein zusammenfassendes Fazit mit einem Ausblick.

7. Zusammenfassende Handlungsempfehlungen und Fazit

Um ethische Konflikte in den Entscheidungssituationen einer Nahrungsverweigerung von BewohnerInnen mit Demenz bestmöglich zu verhindern, ist die einfachste Lösung eine vorhandene Patientenverfügung, welche den Willen der/des betreffenden BewohnerIn vor der Erkrankung festhält. Wenn in dieser deutlich festgelegt wurde, dass eine künstliche Ernährung abgelehnt wird, führt dies zu einer Abnahme der Entscheidung für Angehörige und Pflegekräfte und sorgt dadurch für ein konfliktarmes Vorgehen im Entscheidungsprozess, da der Wille der betreffenden Person berücksichtigt wird. Dies ist in solchen Fällen die beste Handlungsempfehlung. Eine andere Möglichkeit ist die im Fallbeispiel auftretende mutmaßliche willentliche Entscheidung der betroffenen Person. Hierbei wird auf getroffene Aussagen aus der Vergangenheit und den daraus resultierenden mutmaßlichen Willen einer Person festgelegt. Pflegende können zusammen mit den Angehörigen reden und über Äußerungen und Einstellungen der betroffenen Person vor der Erkrankung auf einen mutmaßlichen Willen in einer solchen Situation schließen (Haas, 2014, 92). Dies muss nicht wie im Fallbeispiel schriftlich erfolgen, sondern kann auch aus einem Gespräch abgeleitet werden. Eine Entscheidung fällt deshalb nicht leicht, allerdings sorgt es für ein gutes Gefühl nach dem mutmaßlichen Willen der erkrankten Person gehandelt zu haben. Besonders schwierige Situationen entstehen dann, wenn keine Patientenverfügung und kein mutmaßlicher Wille dargelegt sind. Pflegende und Angehörige können dann bei einer fortgeschrittenen Demenz und der Verweigerung von Nahrung anhand der Mimik und Gestik ein Nicht-mehr-leben-wollen interpretieren und in Abhängigkeit mit der Lebenssituation dadurch eine ethisch vertretbare Entscheidung treffen (Haas, 2014 91). Mit diesen Handlungsmöglichkeiten und nach dieser Reihenfolge kann man zumindest aus Sicht der/des BewohnerIn den Willen berücksichtigen und auftretende Wertekonflikte besser verarbeiten, auch wenn man selbst eine andere Entscheidung getroffen hätte.

Es besteht jedoch eine hohe wissenschaftliche Evidenzlage zur Empfehlung für die Gabe von Trinknahrungen bei einer Nahrungsverweigerung von Menschen mit Demenz sowie die Ablehnung von Sondennahrung im fortgeschrittenen Demenzstadium. Grundsätzlich sollte eine adäquate Ernährungsversorgung stattfinden, welche aus ethischer Überlegung über alle Stadien der Demenz angestrebt wird (Gebhard und Mir, 2019, 151).

Im Laufe der Bearbeitung dieser Hausarbeit habe ich festgestellt, dass das Spannungsverhältnis zwischen Autonomie und Fürsorge nicht ganz gelöst werden kann, da solche Situationen immer zu Wertekonflikten für Pflegekräfte und Angehörige führen. Dies lässt sich allein schon an der Konsequenz der Handlung ableiten, wobei keine Lösung eine zufriedenstellende sein kann. Jedoch ist es eine sehr große Hilfe, wenn ein Wille, egal ob geschrieben oder mutmaßlich, von der betroffenen Person geäußert wurde. Wenn dieser Wille nicht geäußert wurde, so kann man auf die Lebensqualität mit einer künstlichen Ernährung verweisen, die aus ethischer Sicht bei Menschen mit einer fortgeschrittenen Demenz eher als niedriger einzustufen ist. Daher wird von einer Entscheidung für eine PEG-Sonde aus ethischer Sicht abgeraten (Haas, 2014, 41).

Bei der Recherche zu dieser Thematik wurde häufig auf den Willen und die Lebensqualität verwiesen und in Entscheidungssituationen aus ethischer Sicht fast ausschließlich eine Empfehlung gegen eine Magensonde gegeben. Außerdem wird im Setting der stationären Langzeitpflege den professionell Pflegenden eine wichtige Rolle bei der Entscheidungsfindung in solchen Situationen eingeräumt (Haas, 2014, 127).

Letztlich ist es ein wichtiger Bestandteil aller Beteiligten, dass auf Äußerungen der BewohnerInnen mit Demenz Acht gegeben wird und diese Willensbekundungen eine Grundlage für Entscheidungsprozesse spielen, um Wertekonflikte so gut wie möglich zu lösen.

Als Ausblick auf weitergehende Arbeiten in Richtung der Thematik lässt sich die Bearbeitung verschiedener Nahrungsverweigerungen, auch aus der Perspektive von einem freiwilligen Verzicht auf Nahrung, aus ethischer Sicht beleuchten, wobei der Blickwinkel jeweils ein anderer ist und unterschiedlich gesetzt werden muss.

Quellenverzeichnis

Borker, Siegfried. 2022. „Nahrungsverweigerung in der Pflege". Bern: Huber.

Bundesministerium für Familien, Senioren, Frauen und Jugend. 2018. „Charta der Rechte hilfe- und pflegebedürftiger Menschen". Berlin: BMFSJ.

Coors, Michael und Martina Kumlehn. 2013. „Lebensqualität im Alter – Gerontologische und ethische Perspektiven auf Alter und Demenz". Stuttgart: Kohlhammer.

Deutsche Alzheimer Gesellschaft. 2016. „Zahlen zu Häufigkeit, Pflegebedarf und Versorgung Demenzkranker in Deutschland". Berlin: Eigenverlag.

Gebhard, Doris und Eva Mir. 2019. „Gesundheitsförderung und Prävention für Menschen mit Demenz Grundlagen und Interventionen". Berlin: Springer.

Haas, Margit. 2014. „Pflegende in Entscheidungsprozesse zur PEG-Sonde bei Demenz – Eine Analyse von Settings und Rollen". Frankfurt am Main: Marbuse.

Haas-Schranzhofer, Christine. 2016. „Dein Wille, dein Wohl – Pflege zwischen Fürsorge und Selbstbestimmung". Wien: Facultas.

Hiemetzberger, Martina. 2020. „Ethik in der Pflege 3., überarbeitete Auflage". Wien: Facultas.

International Council of Nurses (ICN). 2021. Ethik Kodex für Pflegende Deutschsprachige Ausgabe hrsg. und bearbeitet vom Deutschen Berufsverband für Pflegeberufe (DBfK). Berlin: Eigenverlag.

Lay, Reinhard. 2012. „Ethik in der Pflege – Ein Lehrbuch für die Aus-, Fort- und Weiterbildung, 2., aktualisierte Auflage". Hannover: Schlütersche.

Lehmeyer, Sonja. 2018. In „Ethische Reflexion in der Pflege – Konzepte – Werte – Phänomene – Ein Konzept für die Pflegepraxis" hrsg. Riedel, Annette und Anne-Christin Linde. Berlin: Springer.

Maio, Giovanni. 2017. „Mittelpunkt Mensch – Lehrbuch der Ethik in der Medizin, 2. Auflage". Stuttgart: Schattauer.

Marckmann, Georg. 2015. „Praxisbuch Ethik in der Medizin". Berlin: Medizinisch Wissenschaftliche Verlagsgesellschaft.

Mazzola, Rosa. 2010. „Langfristige Sondenernährung bei einwilligungsunfähigen Menschen mit Demenz". In „Intensiv Fachzeitschrift für Intensivpflege und Anästhesie", Heft 18/2010, S. 123-129.

Riedel, Annette. 2019. „Ethikkompetenzen vertiefen und verdichten – Welche Rolle kann die Ethik-Leitlinienentwicklung als exemplarische Methode der Ethikdidaktik in der hochschulischen Pflegeausbildung spielen?". In „Ethik in der Medizin", Heft 4/2019, S. 361-390. Berlin: Springer.

Riedel, Annette und Sonja Lehmeyer. 2016. „Eckpunkte und Gegenstände: Pflegeethische Reflexion im professionellen Pflegehandeln". In „Einführung von ethischen Fallbesprechungen - Ein Konzept für die Pflegepraxis". Lage: Jacobs.

Schweda, Mark und Karin Jongsma. 2018. „Rückkehr in die Kindheit oder Tod bei lebendigem Leib? Ethische Aspekte der Altersdemenz in der Perspektive des Lebensverlaufs". In „Zeitschrift für Praktische Philosophie", Band 5, Heft 1/2018, S. 181-206.

Statistisches Bundesamt. 2015. „Pflegestatistik 2013".
https://www.statistischebibliothek.de/mir/servlets/MCRFileNodeServlet/DEHeft_derivate_0 0015401/5224001139004.pdf (Zugegriffen am 20.01.2022).

BEI GRIN MACHT SICH IHR
WISSEN BEZAHLT

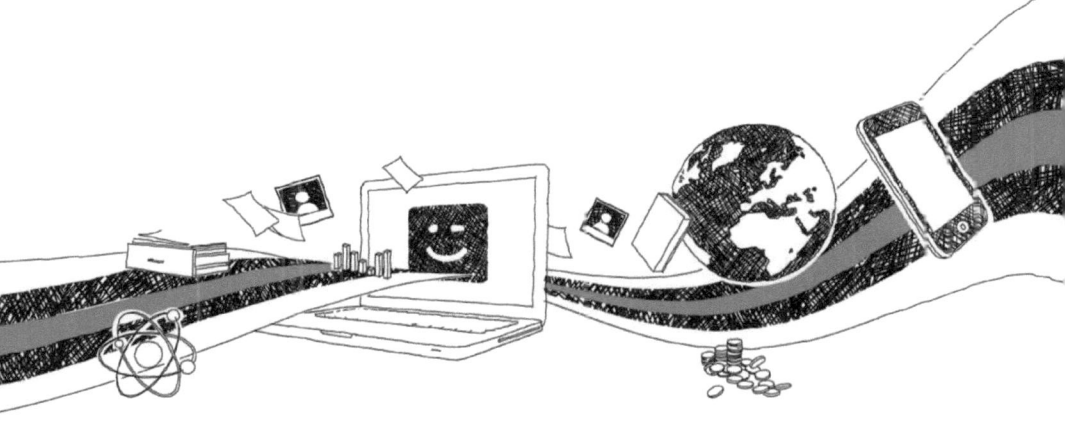

- Wir veröffentlichen Ihre Hausarbeit,
  Bachelor- und Masterarbeit

- Ihr eigenes eBook und Buch -
  weltweit in allen wichtigen Shops

- Verdienen Sie an jedem Verkauf

Jetzt bei www.GRIN.com hochladen
und kostenlos publizieren

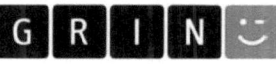